A MM. les Députés et à MM. les [illegible]

DES

DOCTEURS CANTONAUX,

COMMUNAUX, OU AUTRES,

DE M. LE COMTE DE SALVANDY,

MINISTRE DE L'INSTRUCTION PUBLIQUE,

GRAND-MAÎTRE DE L'UNIVERSITÉ, ETC., ETC.,

Par Louis MAHUE.

JANVIER 1848.

A MM. les Députés et à MM. les Journalistes.

DES

DOCTEURS CANTONAUX,

COMMUNAUX, OU AUTRES,

DE M. LE COMTE DE SALVANDY,

MINISTRE DE L'INSTRUCTION PUBLIQUE,

GRAND-MAÎTRE DE L'UNIVERSITÉ, ETC., ETC.,

Par Louis **MAHUE.**

JANVIER 1848.

Si, en ce qui touche l'institution des Docteurs cantonaux, nous discutons ici les idées de M. de Salvandy plutôt que celles du Luxembourg, c'est, premièrement, parce qu'entre les unes et les autres la différence ne nous paraît guère être que nominale. En effet, le Docteur que M. le Ministre nommait *cantonal* hier, qu'il nomme *communal* aujourd'hui, qu'il baptisera peut-être d'un autre nom demain, MM. les Pairs l'appellent *Docteur de charité*. Le Docteur de M. de Salvandy était mis à la nomination des Préfets, les Conseils-Généraux entendus; le Docteur de MM. les Pairs est mis à la nomination des Préfets, après délibération du Conseil-Général.

Il est bon de dire, toutefois, que MM. les Pairs joignent aux devoirs de leurs Docteurs de charité, un devoir que M. de Salvandy n'annexait pas à ceux de son Docteur cantonal, communal ou autrement : celui de vacciner. Mais cette omission de M. le Ministre ne nous arrête pas, car elle n'est préjudiciable en rien ni à la santé publique, ni à M. de Salvandy, ni à personne. Il y a, en France, environ 400 Comités de vaccine, 28,514 Médecins-inoculateurs, et plus de 40,000 Matrones-inoculatrices, et c'est bien assez, ce me semble, pour que l'humanité en bas-âge n'ait rien à craindre pour son épiderme.

Une autre raison de notre préférence, c'est que M. de Salvandy a fait un exposé des motifs de son institution, exposé sur lequel MM. les Pairs ont discouru, et sur lequel nous demandons la permission de dire aussi notre mot.

Monsieur le Ministre,

Vous dites, dans votre exposé des motifs du projet de loi sur l'enseignement et l'exercice de la Médecine, que l'institution des Médecins cantonaux donne à la santé publique la sécurité d'un service officiel, obligatoire et permanent; qu'elle donne à l'administration le concours assuré d'un homme de l'art, qui l'éclaire sur tous les moyens de salubrité placés à la portée des populations et de leurs magistrats; qu'elle donne aux pauvres un Médecin attitré, qu'ils appellent sans crainte et sans scrupules, sur les soins de qui ils se savent un droit.

Vous ajoutez qu'un titre officiel et un traitement modique suffisent pour déterminer bien des vocations.

Ainsi,

1° Une certaine sécurité à donner à la santé publique;

2° Le concours assuré d'un homme de l'art à donner à l'administration;

3° Un Médecin attitré à donner aux pauvres.

Voilà les trois motifs qui vous portent à proposer à la délibération des Législateurs, l'institution des Docteurs cantonaux.

Ces trois motifs font le plus grand honneur à la philantropie de Votre Excellence. Mais ils supposent :

Que la santé publique manque de quelque sécurité, et qu'elle a besoin de celle que vous lui promettez;

Que l'administration n'a pas, quand elle le veut, le concours d'un homme de l'art, et qu'elle a besoin de celui que vous lui annoncez;

Que les pauvres manquent de Médecins, et qu'ils ont besoin de celui que vous leur faites espérer.

Or, considérée sous ce triple rapport du besoin de la santé publique, du besoin de l'administration et de celui des pauvres, l'institution des Docteurs cantonaux est, monsieur le Ministre, une institution superflue, mauvaise et, de plus, prodigalement coûteuse.

Elle est superflue, si vos motifs d'institution ne sont que spécieux, si le présent état de choses suffit, et de reste, aux besoins que vous signalez. Elle est mauvaise, si, dans l'application, elle gêne un droit, restreint une liberté, empêche un bien ou tend à quelque mal. Elle est, enfin, prodigalement coûteuse, si elle ajoute aux charges de la société, sans rien ajouter à ses avantages.

J'ai pensé jusqu'ici qu'un Ministre se devait de prouver aux Législateurs que les besoins publics auxquels il les convie de pourvoir existent réellement. Il paraît que j'ignorais les usages des Ministres constitutionnels; je l'ai bien vu, Monsieur, en lisant votre exposé des motifs du projet de loi sur les Docteurs cantonaux; là, vous marquez des besoins; vous les marquez élégamment, magnifiquement, mais.... mais c'est tout. Est-ce assez? Apparemment, si c'est l'usage. En tout cas, cet usage est commode.

Quoi qu'il en soit, veuillez me permettre de vous dire que si Votre Excellence a donné aux Législateurs des phrases au lieu de preuves, c'est que, mal informée, elle n'avait rien de meilleur à leur présenter.

Et, en effet, quelle preuve auriez-vous à donner que la santé publique eût manqué ou manquât de sécurité?

Quelle certitude en avez-vous? Quel témoignage en offririez-vous? Serait-ce celui de l'Académie des Sciences ou de l'Académie de Médecine? Non. Serait-ce celui des Facultés ou des Écoles de Médecine? Non. Serait-ce celui du Congrès médical? Non. Serait-ce, enfin, celui de la population? Hé non!

Ce témoignage ne serait, je le crains, que celui d'un de ces esprits malfaisans qui se plaisent à tendre des pièges à la candeur des Ministres. Mais on vous a trompé, Monsieur; non la santé publique ne manque pas de sécurité; assurez-vous-en; ouvrez les yeux; abaissez vos regards, du haut de votre siége de Grand-Maître, sur chaque canton rural de la France, et dites-nous si, malgré l'inondation et la disette, la santé publique s'est jamais épanouie, des rives de la Manche et de l'Océan, au pied des Alpes et des Pyrénées, plus fraîche, plus joyeuse et plus confiante qu'elle ne l'est sous vos yeux? Fut-elle jamais plus florissante? Et le grand banquet de la vie fut-il jamais si nombreux, si animé, si réjoui, si bien mangeant, si bien buvant, si bien parlant et chantant qu'aujourd'hui? On a abusé de votre philantropie, monsieur le Ministre.

Si vous en doutiez encore, après le spectacle que vous avez sous les yeux, j'invoquerais, pour vous convaincre, un témoignage qui vaut à lui seul tous les fondemens de la certitude morale, un témoignage d'une autorité irrésistible, et devant laquelle je suis bien sûr que vous vous inclineriez profondément. Il me suffirait de vous rappeler cette réponse que fit le chef de l'Etat, à une députation de Médecins qui étaient venus le complimenter:

« Grâce aux progrès que vous avez fait faire à la science, les tables de longévité m'ont appris que l'on vit plus aujourd'hui que dans les siècles précédens. »

Vous voyez bien, monsieur le Ministre, que la santé publique ne manque pas et ne peut manquer de sécurité. Elle ne manque même pas de sérénité.

Et comment donc en manquerait-elle? D'abord *on vit plus aujourd'hui qu'autrefois*, c'est un fait; et ce fait, c'est l'Institut qui le proclame, c'est le chef de l'Etat qui le redit et le confirme. Au fond, quoi de plus rassurant! Et puis, n'est-ce pas *aux progrès de la science*, aux lumières du Corps médical, que la vie publique est redevable de ce surcroît de longévité? Mais le personnel médical de la France est, sous le rapport de la qualité, le plus distingué de tous les Etats de l'Europe, et, sous le rapport de la quantité, le plus nombreux, le mieux réparti. A l'étranger, tout Médecin français, fût-il M. Richond des Brus, est réputé savant; là, il reçoit, en un jour, plus de marques de considération et d'estime, qu'il n'en recevrait, en un demi-siècle, dans la patrie de Montaigne et de Molière. L'Irlande, l'Egypte et d'autres contrées d'outre-mer le font bien voir. D'un autre côté, un relevé ministériel, une note communiquée par M. Rémy à M. le professeur Piorry, premier rapporteur de la commission n° 6, au Congrès médical, porte, non pas à 20,000, mais bien à 28,514 le nombre total des Praticiens de la France. C'est donc, en moyenne, 1 Médecin par chaque 1,200 habitans. Or, il n'y a en Sardaigne, d'après l'indication des tables statistiques de M. Lucas-Championnière, que 1 Médecin sur 1,558 habitans; 1 sur 1,625, en Espagne; 1 sur 1,752, en Hollande; 1 sur 1845, en Belgique; et 1 sur 1,902, en Suisse. Ainsi, sous le rapport du savoir, le personnel médical de la France est le plus distingué; sous le rapport de la quantité, il est le plus nombreux, et de l'aveu du monde entier, et de l'aveu de la statistique. Heureuse France! Ajoutez à ces 28,514 Médecins, un cortége de 10,000 Pharmaciens, et, en manière de comparses, plus de 40,000 Matrones, et voyez s'il est possible de donner à la santé publique plus de garantie et de sécurité qu'elle n'en a. Mais elle en a trop, monsieur le Ministre; c'est l'avis de tous les Médecins, c'est l'avis de l'honorable docteur Malgaigne: « Il y a, disait-il au Congrès, assez de Médecins en France; il y en a trop; il y en a plus que la population n'en peut payer. »

Mais ce personnel médical est inégalement réparti, dites-vous. Et qu'est-ce à dire, M. le Ministre? Où il n'y a pas de Médecins, c'est que les gens n'aiment pas la médecine des Médecins, voilà tout. « Il y a dans les Vosges, disait » M. Malgaigne au Congrès, un chef-lieu de canton qui, encore aujourd'hui, manque de Médecin; durant les 50 années » qui viennent de s'écouler, une seule tentative a été faite, et ce n'est point par un Officier de santé. Un Docteur a » essayé de s'y établir; il n'y gagnait pas de quoi vivre; il s'est retiré, et personne n'y a été après lui. » Que voulez-vous faire à cela? Prétendez-vous, comme le Médecin de M. de Pourceaugnac, guérir les gens en dépit qu'ils en aient? La médecine n'est pas du goût de tout le monde; vous ne pouvez l'imposer à qui ne s'en soucie pas.

Mais nous avons, m'allez-vous dire encore, deux ordres de Médecins; or, il n'y a pas deux ordres de santés et de vies humaines; il n'y a point de demi-maladies... Je vous entends, monsieur le Ministre, et vois où vous voulez en venir. Mais il n'y a point non plus deux ordres de justices, deux ordres d'entendemens; et néanmoins vous avez plusieurs ordres de magistrats et d'instituteurs. Et puis, discutable ailleurs, votre objection ne l'est pas ici, car elle ne prouve en rien que la santé publique manque de sécurité. Au reste, je pourrais vous opposer M. Cousin; je pourrais vous opposer à vous-même: « Nombre d'entre les Médecins du second ordre, dites-vous, sont parvenus, à force de travail, à » force de dévouement pour les intérêts de l'humanité, à relever leur profession dans le sentiment public, à mériter

» d'être confondus, comme ils y ont tendu toujours, avec la partie élevée et essentielle du corps médical. » Je pourrais vous opposer ce passage d'un Docteur publiciste : « Qu'on puisse être Officier de santé et excellent Médecin, ce n'est » pas même une question. La meilleure production de philosophie médicale que nous connaissions, pour notre compte, » est d'un Officier de santé, M. Thomas Dagoumer. Qu'on puisse être Docteur et mauvais Médicastre, cela ne fait pas » doute. » Mais je préfère vous répondre par une raison qui l'emporte sur celles-là et pulvérise toutes les petites arguties de la médisance médicale : *On vit plus aujourd'hui qu'autrefois!* Et d'ailleurs depuis quand l'égalité des titres est-elle une preuve de l'égalité du savoir? Depuis quand l'infériorité du titre est-elle une preuve de l'infériorité du mérite? Eh! soyons justes, monsieur le Ministre : si l'égalité des titres faisait l'égalité du mérite, vous-même occuperiez-vous aujourd'hui, pour la gloire de votre nom, le siége éminent où tant d'hommes illustres se sont assis avant vous, pour la gloire de la France?

Après cela, d'où naîtrait, selon vous, la sécurité que vous promettez? Est-ce du service même de votre Docteur cantonal? Mais ce service médical suppose un besoin médical; or ce besoin n'existe pas, je vous l'ai prouvé. Est-ce du diplôme doctoral conféré à chaque Médecin cantonal? Mais la santé publique jouit pleinement de cette espèce de sécurité; car, il y a, selon votre rapport, douze mille Docteurs, et selon la géographie, moins de trois mille cantons dans le royaume; cela fait donc, terme moyen, un peu plus de quatre Docteurs par canton; on compte, terme moyen, quatorze communes par canton, cela fait donc, terme moyen aussi, un Docteur et quelque chose par environ quatre communes. Est-ce, enfin, du titre de Médecin officiel accolé au titre de Docteur? Mais un titre officiel n'est qu'une présomption de capacité. Mais un Docteur officiel ne vaut pas, au bout du compte, mieux qu'un autre; il ne guérit ni plus ni mieux qu'un autre, et ne peut donner dès-lors à la santé publique, plus de sécurité qu'un autre. Paris regorge de Docteurs officiels; il y en a jusqu'aux barrières, et par de là; hé bien! est-on moins ou plus rarement malade à Paris qu'ailleurs? Y est-on plus vite et mieux guéri qu'ailleurs? Et, toute proportion gardée, y meurt-on moins qu'ailleurs? Est-ce que les plus grands des Docteurs officiels, les Dupuytren, les Roux, les Andral et les Louis, ne se sont pas trompés comme les autres?

Et puis, où comptez-vous recruter vos Docteurs officiels? Il vous en faudra des légions, M. le Ministre. Vous n'avez pas moins de 2,000 et des centaines de cantons à pourvoir; or, de l'avis du Congrès médical lui-même, vous ne pouvez instituer moins de deux Docteurs officiels par canton, soit plus de 5,000 Docteurs à chercher. Où les prendrez-vous ces Docteurs? Sera-ce dans les écoles? Mais en battant le rappel d'Amiens à Montpellier, de Nantes à Besançon, vous ne trouveriez pas, vous le savez, 2,000 étudians. Forcément donc, vous recruterez vos Docteurs officiels parmi les 28,514 Médecins de la France, et vous donnerez ainsi à la santé publique, la sécurité..... dont elle jouit déjà. O mouche du Coche!

Votre Excellence viendra dire à ce grand corps médical de la France, et peut-être sans que ce corps si respectable, mais si débonnaire, s'indispose de vos épigrammes : Messieurs, malgré le zèle et le savoir de nos 28,514 Praticiens; malgré toutes les lumières de nos 10,000 Pharmaciens; malgré l'habileté de nos 40,000 Matrones, la santé publique manque de sécurité, l'administration et les pauvres ont besoin de Médecins. Informé et vivement touché de ce besoin, désireux d'y pourvoir, même au plus tôt, le gouvernement a résolu de se faire Médecin. Il décernera donc, à cet effet, à quelques milliers d'entre vous, Messieurs, le titre fort honorable de Docteur cantonal, de Docteur de charité, ou de Docteur communal, à votre choix; il y joindra un traitement modique, une petite poignée d'or, chaque trimestre. Ensuite de cela, Messieurs, le gouvernement aura un droit de plus à la reconnaissance de la société, car il aura donné à la santé publique la sécurité d'un service officiel, à l'administration le concours assuré d'un homme de l'art, et aux pauvres un Médecin attitré. *Plaudite!*

Et chacun vous applaudira, monsieur le Ministre, hormis la santé publique, à laquelle vous n'aurez rien donné que déjà elle ne l'eût, je vous l'ai montré; hormis l'administration et les pauvres, à qui votre institution sera nuisible, je vous le prouverai; hormis ces 22,000 Praticiens exclus, dont les intérêts seront compromis, dont le mérite sera humilié, le savoir déprisé, et la considération amoindrie par le titre prétentieux de Docteur officiel, accordé par favoritisme, jugeront-ils, à ceux-là mêmes qui, tout-à-l'heure, n'étaient que leurs égaux, mais qui, à présent, ont et garderont sur eux le double avantage d'un traitement fixe et d'un titre officiel.

L'inégalité que produira, dans la société médicale, cette dispensation du titre de Docteur officiel aura pour plusieurs des effets regrettables. Il est bien sûr qu'une foule de Médecins des deux ordres ne se seraient point établis dans les localités où ils sont et où ils exercent leur profession, s'ils avaient prévu, en s'y fixant, qu'un jour ils auraient à lutter pour vivre, pour garder le pain de leur famille, contre la suprématie officielle d'un intrus.

Tout ce qui tient, n'importe comment, au Pouvoir, les habitans des campagnes le respectent jusqu'à la peur. Je connais nombre de ces bonnes gens qui se mettraient en quatre pour ne pas déplaire à leur Percepteur, par exemple.

C'est tout simple, me répondra-t-on : ils sont respectueux par intérêt. Je le dis aussi, et j'ajoute que, par le même motif, ils seront les clients du Docteur officiel, si la clientelle libre et rémunératrice ne lui est pas interdite. Docteur officiel ! Médecin du gouvernement ! Mais ce titre aura l'influence magique de la robe de Sganarelle. Au bout d'une semaine de résidence, chacun de ces Docteurs officiels pourra vous dire de son titre ce que le valet de don Juan disait de son habit : « Mais savez-vous, Monsieur, que cet habit me met déjà en considération, que je suis salué des gens que je rencontre, » et que l'on me vient consulter ainsi qu'un habile homme. »

Outre cela, cette suprématie officielle sera une cause permanente de malveillance, d'inimitié parmi les Médecins ; elle sera un sujet d'animosités, de taquineries, de mauvais procédés ; un motif de luttes violentes, de disputes scandaleuses dignes du burin d'un autre Molière, et sans cesse suscitées et renouvelées par l'envie, l'intérêt, l'amour-propre piqué ou le dépit des uns ; et par la jalousie, la vanité, l'orgueil ou l'arrogance des autres. Mais pourquoi donc voulez-vous, M. le Ministre, jeter cet autre ferment de rivalité haineuse dans le levain de discordes que n'aigrit que déjà trop la concurrence souvent indélicate que se font les Médecins ! Pourquoi donc ne déférez-vous pas, c'était votre devoir, à cette conclusion de l'une des plus belles discussions du Congrès médical, à savoir : *La création des Médecins cantonaux porterait une atteinte grave aux droits du corps médical?* Et, ferais-je une impiété ministérielle, si j'osais vous demander où est votre droit de préférer les avis de votre antichambre, M. le Ministre, aux décisions régulières d'une assemblée de 1,500 membres venus à Paris, de tous les points de la France, pour y conférer sur l'honneur et les affaires de leur profession? Un ministre constitutionnel peut-il..... Mais ceci frise un peu la politique, je m'en retire.

Vous avez appris d'un discours de M. le professeur Forget, que le département du Bas-Rhin possède, depuis 45 ans, des Docteurs cantonaux, et que cette institution n'a pas excité une seule plainte, ni la jalousie d'aucun confrère. J'en crois M. Forget. Mais considérez, Monsieur, qu'il y a 45 ans, la France manquait de Médecins, et que le combat manquait faute de combattans ; veuillez vous souvenir que Fourcroy disait il y a 45 ans : « Depuis le décret du 18 août 1792, » qui a supprimé les Universités et les Corporations, il n'y a plus de réceptions régulières de Médecins ni de Chirur- » giens; l'anarchie la plus complète a pris la place de l'ancienne organisation. » Si à cause de cette anarchie médicale et du petit nombre de Médecins qu'il y avait, il a été utile d'instituer et de payer en 1804, dans le Bas-Rhin, des Médecins cantonaux, il est donc inutile d'en instituer ailleurs aujourd'hui, puisque la France compte 28,514 Médecins qui exercent légalement et avec distinction leur profession.

Ce n'est pas tout.

Si ce mot de *santé publique* est, dans la bouche de votre Excellence, autre chose qu'une bulle enflée de vapeurs oratoires ; si ce mot veut dire pour vous, comme pour tous, la santé de chacun ; il faut pour que l'institution des Docteurs cantonaux donne à la santé publique la sécurité d'un service officiel, *obligatoire* et permanent, qu'un rapport existe entre ce service et la santé de chacun. Or, quel sera ce rapport? Ce sera tout naturellement la visite de chaque malade par le Docteur officiel. Je ne veux pas dire que ce Docteur imposera ses soins à chaque malade ; mais je dis que chaque malade subira une ou plusieurs visites de ce Médecin. En effet, le moins que celui-ci puisse faire pour la sécurité de la santé publique, c'est de travailler à tout ce qui se rattache à la police médicale; c'est de former, entre autres choses, une topographie médicale et une nosographie du canton qu'il habite. Quels autres faits et documens que ceux-là propres à servir les intérêts de la science et ceux de l'hygiène publique, comme vous le dites à l'art. 26 de votre premier projet de loi, voudriez-vous qu'il transmît aux conseils médicaux ou *aux ministres compétens?* Il fera donc une topographie et une nosographie de son canton, c'est le moins. Or, de même qu'il est impossible de former la topographie médicale d'une contrée sans la voir et la parcourir ; de même il est impossible d'en faire la nosographie sans l'observation et l'étude de ses maladies. Et comment votre Docteur officiel fera-t-il cette étude s'il n'explore pas les malades? S'y prendra-t-il autrement que les Médecins envoyés en Russie, pour y étudier le choléra? en Irlande, pour y étudier le typhus? en Egypte, pour y étudier la peste? en Espagne, pour y étudier la pellagre? Avez-vous, M. le Ministre, trouvé le secret d'abstraire du malade la maladie? Ou quelque moyen d'étudier l'une sans voir l'autre? Ou bien ignorez-vous que la vraie méthode en médecine c'est l'observation, et que pour observer il faut voir? Chaque malade subira donc une ou plusieurs visites de votre Docteur officiel, sinon la santé publique de votre Excellence n'est qu'une bulle.

Or, cette intrusion de votre Docteur officiel dans les familles et dans la pratique de ses confrères, la plupart des malades la subiront comme une violence, et leur propre Médecin comme un outrage. La sollicitude de cet agent de police médicale sera taxée de vexation dans beaucoup de cas, et ce sera justement. D'ailleurs, sous le prétexte élastique de transmettre aux conseils médicaux ou *aux ministres compétens*, des faits et documens propres à servir les intérêts de la science et ceux de l'hygiène publique, de graves abus pourront être commis aux dépens de la sécurité des malades, et peut-être de l'honneur des familles. Chacun n'est pas le médecin Philippe ; chacun n'est pas Lisfranc. Vous dites qu'un titre officiel et un traitement modique suffisent pour déterminer bien des vocations. Que les Législateurs n'oublient pas non plus qu'un pouvoir officiel et un avantage modique, font commettre parfois de bien vilaines actions.

En résumé, considérée sous le rapport des besoins de la santé publique, votre institution est superflue, puisque la santé publique ne manque pas de sécurité, et puisque, de quelque façon que vous vous y preniez, vous ne pouvez donner à la santé publique que la même sécurité dont elle jouit déjà. Cette institution est mauvaise, parce qu'elle porterait une atteinte grave aux droits du Corps médical, et aussi parce qu'elle pourrait nuire, dans certains cas, à la sécurité des malades et à l'honneur des familles.

Votre deuxième motif d'institution suppose que l'administration n'a pas, quand elle le veut, le concours d'un homme de l'art, et qu'elle a besoin de celui que vous lui annoncez.

Bien que, selon votre usage, vous ne présentiez aucune preuve de l'existence de ce besoin administratif, vous semblez néanmoins si fort persuadé qu'il existe, que vous joignez aux devoirs de votre homme de l'art touchant la salubrité publique, celui de porter secours aux malades atteints par les épidémies, et, de plus, toutes les fonctions de Médecine légale, administrative, etc., etc.

Mais, monsieur le Ministre, jamais le concours d'un homme de l'art n'a manqué à l'administration. Connaissez-vous un seul préfet, un seul procureur du roi, un seul juge d'instruction, un seul juge de paix, un seul maire, un seul commissaire de police, ou même un seul gendarme, pour s'être plaint de n'avoir pas eu concours dans une circonstance où il en avait besoin? Existe-t-il une seule réclamation déposée à ce sujet, soit au ministère de la justice, soit au ministère de l'intérieur? Est-il un seul organe de la presse de Paris ou de celle des départemens, dans lequel vous ayez lu qu'une mesure administrative quelconque, ou une action judiciaire quelconque, avait été empêchée ou retardée faute du concours d'un homme de l'art? Loin de là ; et, s'il en était besoin, je vous prouverais que, plus d'une fois au contraire, c'est le concours des administrations inférieures et locales qui a fait faute aux Médecins.

Vous ignorez sans doute, monsieur le Ministre, qu'il y a dans la plupart des arrondissemens administratifs de chacun de nos quatre-vingt-six départemens, des conseils de salubrité publique institués par les soins des Préfets, autorisés par le Ministre de l'agriculture et du commerce, et composés :

1° De Docteurs en médecine pris parmi ceux du chef-lieu de l'arrondissement ;
2° De Docteurs ou d'Officiers de santé choisis parmi ceux de chacun des cantons ressortissans ;
3° De membres des Conseils-généraux ;
4° De membres des Conseils d'arrondissemens ;
5° D'architectes ;
6° D'ingénieurs des mines et des ponts-et-chaussées ;
7° De professeurs des sciences physiques des colléges royaux et communaux ;
8° De manufacturiers, de fabricans, de banquiers et autres industriels ;
9° De chimistes et même d'apothicaires.

Et que voulez-vous donc de mieux?

Ces conseils de salubrité publique remplissent la plupart des fonctions de médecine administrative; ils font des rapports sur les demandes d'établissement de fabriques, d'entrepôts ou d'ateliers incommodes ou insalubres; ils donnent leur avis sur les projets de construction, de situation et d'exposition d'édifices publics, tels que prisons, hôpitaux, mairies, colléges, écoles, salles d'asile, cimetières, etc., etc., et pour tout dire en un mot, dans tous les cas et toutes les circonstances où l'administration juge à propos de les consulter, ce qu'elle ne fait pas dix fois l'an.

Ce que vous proposez en vue de la salubrité publique, la vigilance des Préfets l'a donc établi depuis long-temps déjà, et, monsieur le Ministre, avec un discernement et une ampleur de dessein, d'application et de rouage, près desquels votre conception paraît tout étriquée, et, de plus, parfaitement inutile.

Les intérêts des fabricans, des manufacturiers, des directeurs d'entrepôts ou d'ateliers; ceux des sociétés industrielles, agricoles ou commerciales ; ceux des communes ; ceux des populations doivent vous paraître mille fois mieux servis et gardés par la médecine administrative de ces conseils de salubrité publique, qu'ils ne le seraient par le moyen que vous proposez.

Il y a dans la composition et le siége de ces conseils de salubrité publique, dans la condition sociale, dans le mérite personnel, dans le savoir spécial, dans les titres scientifiques ou honorifiques de la plupart des membres qui composent ces conseils, une autorité, une lumière, une garantie d'indépendance et surtout d'impartialité que ne peut ni avoir, ni offrir, ni acquérir votre Docteur officiel. C'est tout resplendissant d'évidence ce que je vous dis-là, monsieur le Ministre. Et ce n'est pas le fait d'un législateur, d'un protecteur éclairé des intérêts sociaux, de substituer imprudemment à l'autorité collective, à la garantie incontestable d'impartialité sous lesquelles de grands intérêts sont administrés, l'autorité d'un seul homme, et la garantie frêle et légère d'un bout de parchemin.

Et que de difficultés, d'embarras, de tracasseries, votre Docteur officiel ne suscitera-t-il pas à tous ces intérêts, s'il écoute, chose possible, et, par le temps qui court, probable, une autre voix que celle de sa conscience? S'il met son devoir et l'équité au-dessous de ses passions et de celles d'autrui? S'il se laisse circonvenir par l'esprit de parti ou de localité? S'il cède aux influences morales ou palpables et sonnantes de la rivalité? Ne vous pressez pas tant, monsieur le Ministre, d'ouvrir cette soupape nouvelle à l'*abus des influences*.

La médecine administrative remplit, dans les conseils de révision, une fonction bien grave. Ce n'est pas sans peine que les Préfets sont parvenus à extirper de ces conseils la cause occulte à laquelle l'opinion publique attribuait, parfois en se méprenant cruellement, des injustices criantes, des abus énormes. Puisque, sur ce point, l'opinion ne murmure plus aujourd'hui comme autrefois, ne gâtez pas le bien qui est fait; laissez jouir les familles de pauvres gens des réformes que les Préfets ont introduites et dans la composition et dans les opérations des conseils de révision. Substituer votre institution à ce qui se pratique aujourd'hui; appeler vos Docteurs officiels dans les conseils de révision; appeler ces Docteurs officiels à visiter les conscrits de leur canton ou des cantons circonvoisins, c'est vouloir le retour de toutes les injustices, c'est vouloir le retour de l'infâme marché de la chair et du sang.

Votre Docteur officiel sera chargé, dites-vous, de porter secours aux malades atteints par les épidémies.

Il y a, j'ai déjà eu l'honneur de vous le dire, 28,514 praticiens en France; cela fait donc 1 Médecin sur chaque 1,200 habitans. Or, ce rapport de 1 médecin par 1,200 habitans suffit, de l'aveu de tout le monde, à tous les besoins médicaux des populations, même aux besoins qui naîtraient passagèrement des épidémies. D'ailleurs il n'éclate pas d'épidémies tous les jours; elles deviennent, Dieu merci! de plus en plus rares; s'il en était autrement, nous n'aurions pas appris de la statistique que l'*on vit plus aujourd'hui qu'autrefois*. Il n'y avait pas de Docteurs cantonaux en 1832; il n'y avait pas non plus à cette époque, autant de Médecins qu'aujourd'hui; et cependant personne n'est mort du choléra faute d'avoir reçu des secours médicaux. Il y a, au surplus, un Médecin des épidémies dans chaque chef-lieu d'arrondissement administratif; et ce médecin suffit à tous les besoins du service, et si complètement qu'il n'a pas quatre rapports à faire par an à l'Académie de médecine.

Quant à l'utilité scientifique de ces rapports, lorsque le Médecin des épidémies a le malheur d'en commettre un, vous savez aussi bien que moi, monsieur le Ministre, quel usage on en fait à l'Aréopage de la rue de Poitiers, n° 8; on met le rapport au panier; ou bien si l'on prend le loisir d'en faire lecture, c'est pour la distraction de la docte assemblée; c'est pour réveiller, aux dépens des Médecins de province, la verve pathologiquement ironique et mordante de Messieurs de l'Académie en général, et celle de M. Rochoux en particulier.

Et puis, voyez-vous, c'est une façon de penser tout à fait propre à Votre Excellence, de croire, qu'à moins d'être Docteur officiel, Docteur cantonal et Bachelier, on ne peut porter secours aux malades atteints par les épidémies, ni rien faire dire ou écrire de bon soit en topographie médicale, soit en nosographie locale, soit en hygiène publique, soit en médecine administrative. Hippocrate était-il, à votre avis, Docteur cantonal et Bachelier quand il écrivait son beau livre des *Épidémies*, ou les pages immortelles de son traité des *Eaux*, des *Airs* et des *Lieux?*

Le Médecin cantonal sera chargé, dites-vous encore, de remplir toutes les fonctions de médecine légale, etc., etc.

Au point de vue scientifique, quelques-unes de ces fonctions sont épineuses et délicates; les autres ont moins d'importance.

Ces dernières, celles que le premier venu parmi nos 28,514 Médecins peut remplir, sont, par exemple, la constatation des morts subites, les levées de corps, la visite des enfans trouvés, les rapports estimatifs, les certificats à donner aux jurés et aux témoins malades, etc., etc. Pour ces menues fonctions, l'institution des Docteurs cantonaux est absolument inutile. Elle est mauvaise pour les autres.

Les fonctions les plus délicates de médecine légale sont les consultations médico-légales dans les cas de folie, et les rapports judiciaires dans les cas d'empoisonnement, d'infanticide, de viol, d'assassinat, etc.

Si savant que vous supposiez votre Docteur officiel, il ne le sera pas assez, monsieur le Ministre, pour donner à une consultation médico-légale sur un cas un peu ardu d'aliénation mentale, une authenticité logiquement acceptable. Une consultation médico-légale est un témoignage grave et prépondérant; or nul témoignage n'est indubitable, entre autres conditions nécessaires, qu'autant qu'il roule sur des choses ou des faits parfaitement connus du témoin; et rien ne sera moins connu de votre Docteur officiel que les maladies mentales, parce que pour les bien connaître il faut en avoir fait une étude spéciale, longue, patiente et approfondie ; étude que ce Docteur n'aura pas faite, et qu'il ne fera pas, qu'il ne pourra jamais faire.

Les cas de folie vulgaire, ceux que chacun peut tout de suite reconnaître, ceux où l'on peut se passer du secours de la science quand il s'agit de les constater judiciairement, ces cas de folie sont les plus rares. Les cas plus ardus, ceux que la perspicacité des magistrats ne parvient pas toujours à reconnaître, ceux enfin où l'on ne peut se passer du secours de la science quand il s'agit de les constater judiciairement, ces cas sont les plus fréquens. « Et pour les bien apprécier, dit la » *Gazette des Hôpitaux* du 7 décembre 1847, il ne suffit pas d'être Médecin, et même un Médecin très recommandable; » *il faut avoir étudié spécialement* toutes les nuances de la folie, avoir appris l'art souvent difficile de les saisir. Si l'on » ne se trouve pas dans ces conditions, on s'expose à commettre de fréquentes méprises au détriment de la justice et de » la vérité. » Jamais le Docteur cantonal ne se trouvera dans ces conditions; et, cependant, les cas pour lesquels il sera consulté seront précisément ceux qui exigent au plus haut degré toutes ces conditions de savoir spécial, d'études psychologiques, d'observations patientes, d'expérience et de tact. Il lui arrivera donc de se méprendre au détriment de l'intérêt des familles, de l'honneur et de la liberté des individus, car au bout d'une consultation médico-légale affirmative d'un dérangement d'esprit, il y a presque toujours une sentence d'interdiction, et toujours un certain temps de captivité.

Aujourd'hui, lorsque nos tribunaux ont besoin de ces sortes de consultations, libres dans leur choix, ils les demandent à qui leur plaît, c'est-à-dire aux Docteurs qu'ils estiment les moins susceptibles de se tromper, et les moins capables de vouloir tromper les autres. Vous jugez bien, monsieur le Ministre, qu'il est rigoureusement nécessaire, et pour les raisons que je viens de dire, et pour beaucoup d'autres que j'omets, que les tribunaux gardent, en toute circonstance, cette liberté absolue de choisir ; et c'est justement la nécessité même de cette liberté qui rend ici, dans l'application, votre institution inutile et mauvaise.

Quant aux rapports judiciaires dans les cas d'empoisonnement, d'infanticide, d'assassinat, vous paraissez ignorer comment les choses se passent, dans la province du moins; vous ne connaissez pas la pratique prudente et sévère des magistrats qui recherchent et instruisent les crimes. Ils font choix, parmi les Médecins de leur résidence, parmi ceux qu'ils ont sous la main, de celui qui, dans leur opinion, s'est occupé le plus de médecine légale, de celui qui leur paraît avoir le plus d'aptitude aux graves et difficiles fonctions de cette science. Car, ici comme en médecine psychologique, il ne suffit pas d'être Docteur, et même un Docteur très recommandable, il faut avoir spécialement étudié, et long-temps, la médecine légale, et avoir une habitude expérimentale de toutes ses fonctions. Ils choisissent encore, parmi les Pharmaciens-chimistes qu'ils ont sous la main, celui qui est réputé le plus habile dans les applications de la chimie à la constatation des crimes. Alors, dans les cas de flagrant délit, et si le crime à constater est éloigné du siége du parquet, le procureur du roi et le juge d'instruction appellent près d'eux le Docteur et le Chimiste de leur choix, lesquels arrivent munis des objets dont ils présument avoir besoin. Aussitôt, chacun monte à cheval, et l'on se rend, avec des gendarmes, au lieu désigné. Là, pendant que les gens de l'art remplissent leurs fonctions, les magistrats instructeurs s'acquittent des leurs et, en peu de temps, crimes, criminels et complices, s'il y en a, tout est décelé. Cette promptitude d'action, cette célérité d'exécution, tout cela va bien à la justice, et sied mieux à sa dignité que le concours éventuel que vous lui annoncez.

Je vous le demande, ne ferait-il pas beau voir un procureur du roi, un juge d'instruction et leurs gendarmes, attendre, en piétinant des heures durant, soit dans un cimetière où un cadavre serait exhumé et livré au regard de la foule, soit dans un carrefour, une place publique, à côté d'un corps ensanglanté, l'arrivée de votre Docteur officiel retenu à trois ou quatre lieues de là peut-être, auprès de quelque femme en parturition?

Après cela, prenez-vous pour un témoignage logiquement acceptable, moralement parfait, judiciairement valable, et à tout autre préférable, celui d'un expert appelé à déposer sur un crime commis dans sa localité, et sur ou par des personnes qui, à un degré quelconque, sont ses amis ou ses ennemis? Il vient toujours un peu de notre cœur dans notre conscience, un peu de nos affections dans notre raison; et c'est de quoi les magistrats et la loi font bien de se défier.

D'un autre côté, pensez-vous que ces magistrats, qui, dans l'intérêt même de la justice, préfèrent se déplacer, et s'en rapporter à eux-mêmes plutôt qu'au zèle du juge de paix de la localité où un crime a été commis, auront moins de scrupules, auront une confiance plus coulante à l'égard des fonctions de médecine légale? Délégueront-ils au premier venu de vos Docteurs et des Chimistes, ces fonctions capitales? Croyez-vous qu'un procureur du roi se décidera jamais à faire tomber les chaînes d'un prévenu, ou à demander sa tête à la vengeance des lois, sur le rapport d'un Docteur inexpérimenté et d'un Apothicaire incapable?

Enfin, considérée sous le rapport des besoins administratifs, l'institution des Médecins cantonaux est inutile, puisque l'administration a, quand elle le veut, le concours des hommes de l'art; elle est encore inutile sous le rapport des besoins épidémiques, puisque le personnel médical de la France suffit aux besoins médicaux ordinaires et extraordinaires des populations. Elle est mauvaise parce que, substituée aux conseils de salubrité publique et introduite dans les conseils de révision, elle ramènerait une foule d'abus, en exciterait de nouveaux, et ôterait à de grands intérêts les garanties sous lesquelles ils sont placés; elle est encore mauvaise, parce que substituée à la pratique actuelle des tribunaux et des magistrats instructeurs, elle nuirait à la liberté d'action des uns et des autres, et par conséquent, à l'administration de la justice.

Votre troisième motif d'institution suppose que les pauvres manquent de Médecins dans leurs maladies, et qu'ils ont besoin de celui que vous leur faites espérer.

Il était vraiment digne de votre éloquence, monsieur le Ministre, d'exposer la preuve de ce besoin médical des pauvres. Pourquoi ne l'avez-vous pas fait?

Pourquoi? Eh! c'est parce que ce besoin n'existe pas. En effet, si l'indigent avait ce besoin, lui-même s'en serait plaint, ou, en son nom, quelque corps constitué. Or, dans quelle supplique des pauvres de village avez-vous vu qu'ils manquassent ou eussent jamais manqué de Médecins? Dans quelle requête adressée par eux à la commisération des Législateurs, les voyez-vous implorer la pitié officielle et demander des Médecins cantonaux? Nulle part vous n'avez vu cela. Et puisque le pauvre ne s'est plaint ni à vous ni à personne de manquer de Médecin dans ses maladies, quel conseil municipal, quel conseil d'arrondissement, quel conseil général, ou quel autre corps constitué s'est fait auprès de vous, de vos collègues ou des Chambres, l'interprète des doléances du pauvre, et vous a demandé pour lui un Médecin attitré? Lequel?

Il est vrai que les conseils administratifs ont quelquefois appelé la bienfaisance officielle sur les pauvres, mais alors ce n'était guère, s'il vous en souvient, à votre inutile institution que ces conseils songeaient. Il est encore vrai que les indigens, les nécessiteux, ont quelquefois élevé la voix; mais alors ce n'était pas pour demander un Docteur officiel attitré dont ils n'ont nul besoin; c'était pour demander un allégement au faix qui leur est imposé, et sous lequel ils gémissent.

Ce besoin médical que l'indigent lui-même ne se sait pas, que nul corps constitué ne lui connaît, que le Congrès médical ne lui a pas connu, où Votre Excellence en a-t-elle fait la découverte? Est-ce en visitant la demeure du pauvre, en pénétrant sous son chaume? Oh non! Ce besoin, vous l'avez d'abord entrevu en parcourant les feuillets poudreux d'un rapport *ad hoc* de je ne sais plus quel défunt immortel de la rue de Poitiers, n° 8; rapport bien pensé, et dans lequel il est doctement insinué qu'un bon gouvernement doit veiller *de die, de nocte, et altè*, à la distribution de la casse et du séné, comme il fait à celle de l'instruction et de la morale, étant chose indigne de la civilisation et des lumières de ce siècle que l'on puisse se purger sans l'avis du Gouvernement ou d'un Docteur cantonal. Ce besoin, vous ne l'avez bien connu, vous n'en avez bien compris l'urgence, qu'après avoir médité sur les vœux prématurés de deux ou trois petites associations médicales, sur les exhortations philantropiques et les gros soupirs de miséricorde de quelques Docteurs beaux messieurs, mis proprement et de noir, ayant de l'attitude et bien discourant *de re medicâ, de re politicâ, de re omni scibili*, mais ayant ce tort de prendre les calamités de leur gousset pour le besoin médical des indigens.

Si je dis comment Votre Excellence a fait la découverte d'un besoin qui n'existe pas, c'est moins, Dieu le sait! monsieur le Ministre, pour vous reprocher une erreur dans laquelle vous n'êtes tombé que par excès de philantropie officielle que pour protester au nom de tous nos Médecins contre les vœux irréfléchis de deux ou trois associations, et la pitié feinte d'une poignée de quémandeurs.

Non, monsieur le Ministre, la population indigente des campagnes ne manque pas de Médecins. Vous me permettrez de vous rappeler encore une fois qu'il y a en France 28,514 Médecins; que cela fait, distributivement, un Médecin par un peu moins de deux communes, par un peu plus d'une lieue carrée, et par environ 1,200 habitans. Or, avec de tels rapports entre le chiffre du personnel médical et celui des communes, celui de la superficie de la France et celui de la population, vous jugez bien qu'il est impossible que les indigens manquent de Médecins. Aussi M. Fontaine, délégué de l'association médicale d'Evreux, disait-il au Congrès: « Les pauvres, jusqu'à ce jour, n'ont pas manqué de soins médicaux, » ce qui leur manque surtout, c'est le secours *en vêtemens et en objets médicamenteux.* »

Et c'est vrai, monsieur le Ministre. Donnez au pauvre des alimens, d'abord; diminuez, si vous ne les supprimez, les odieux impôts dont il est accablé; donnez-lui un toit, des vêtemens, du linge; étendez un drap sur la paille humide de son grabat; donnez-lui du bouillon et de la tisane; donnez-lui des médicamens. Que viendra-t-il donc faire auprès de l'indigent malade, votre Docteur officiel, si les médicamens que ce Docteur prescrit, l'indigent ne peut se les procurer? Un Médecin qui n'a pas là, sous la main, les agens de guérison ou de soulagement dont ses malades ont besoin ne peut rien ; c'est un levier sans puissance. Au lieu d'instituer d'inutiles Docteurs cantonaux, créez donc, premièrement, dans chaque commune, un bureau de secours ; établissez des pharmacies cantonales ; et reposez-vous-en, pour le reste, sur la bienfaisance habituelle de tous nos Médecins. Fiez-vous donc à cette proposition que le Congrès médical a votée dans sa séance du 8 novembre : « La création des Médecins cantonaux n'est pas nécessaire pour assurer le service de santé des campagnes. » Après tout, si Votre Excellence, en dépit du bon sens, ne veut pas croire ceux qui parlent contre leur intérêt, qui donc croira-t-elle?

D'ailleurs, parmi les cent autres protestations qu'a soulevées votre institution des Médecins cantonaux, il en est une qui domine toutes les autres, et qui vous commande la déférence, monsieur le Ministre.

C'est celle qui est faite au nom de la spontanéité, de la confiance, qui, libre partout, en tout, respectée chez le riche, est également respectable chez le pauvre.

La confiance du malade en son Médecin est, dit-on, une condition importante de succès pour celui-ci, lorsque la maladie est guérissable; et une bien précieuse consolation pour celui-là, souvent la seule, quand le mal est incurable. Dans les deux cas, il y aurait donc de l'inhumanité à gêner la confiance de l'indigent, à lui faire subir les visites d'un Médecin dont il ne voudrait pas. En vous supposant malade, monsieur le Ministre, et moi Docteur, que ferait Votre Excellence si je venais, en mon privé nom, lui dire : « Montrez-moi votre langue? » Ne m'ayant point appelé et n'ayant point de confiance en moi, Votre Excellence me tournerait le dos. En cas pareil qu'elle permette donc au pauvre d'en faire autant.

L'indigent malade ne franchit que malgré lui le seuil des Hôtels-Dieu ; il hésite long-temps, et ne se décide qu'après avoir épuisé sa dernière ressource; si l'avantage d'être remis alors entre les mains des maîtres de la science ne vainc pas les répugnances instinctives de l'indigent, quelle confiance lui inspirera votre Docteur officiel? L'indigent lui fermera sa porte, et souffrira en silence. Cette égalité humaine que vous exaltez d'une façon si surprenante dans votre exposé des motifs, comment ne voyez-vous pas que vous la violez en condamnant les pauvres aux visites de votre Docteur officiel, en formant à ce Docteur une espèce de glèbe médicale aux dépens de la santé et de la vie des indigens? Au Congrès médical, vous compariez la Médecine à un sacerdoce et le Médecin à un prêtre, et c'était justement. Mais s'il est mauvais d'asservir les consciences, il ne l'est pas moins, monsieur le Ministre, d'assujettir la confiance.

Avant de menacer les pauvres de vos légions de Docteurs officiels ; avant d'en menacer les contribuables ; avant de jeter le dévolu de votre institution sur le mérite des Médecins de la province, de ceux de la campagne, vous deviez vous informer des besoins vrais de l'indigent, et vous enquérir un peu de ce que sont, enfin, et de ce que valent nos 28,514 praticiens. Vous eussiez vu que l'on vous a trompé sur le compte de ces Médecins, qu'ils sont autres que vous ne les connaissez, autres que vous ne le dites, autres que des passions dénigrantes ne vous les ont figurés. Vous eussiez mieux apprécié le savoir, et mieux su les mœurs du corps médical. Vous eussiez appris, pour me servir d'un mot de M. Rigal, du Tarn, comment, sous l'appât de l'or et sans titre officiel, mais avec la seule sensibilité de son cœur, chacun de ces 28,514 praticiens répond au cri de douleur de l'indigent et accourt auprès de lui. Permis à M. le professeur Forget de répondre à cela, dans le Congrès, qu'il ne pense pas qu'avec de la sensibilité l'on puisse faire de bonnes lois. Hé qu'importe, monsieur le Ministre, cet apophtegme de professeur, si avec de la sensibilité l'on fait de bonnes œuvres. Vous ne savez donc pas que le Médecin de province, que le Médecin de campagne, est le missionnaire le plus éclairé, le plus actif et le plus infatigable de la plus haute de toutes les vertus sociales, la pitié? Vous ne savez donc pas que les plus humbles lévites de la science se font honneur de la confiance des Lazares de ce temps? Vous ne savez donc pas que ces lévites au cœur généreux maintiennent au premier rang de leurs devoirs, celui de secourir de leur art, et souvent de leurs deniers. tout ce qu'ils rencontrent d'infortunés? Mais il n'est pas une douleur qu'ils n'appaisent! pas une plaie qu'ils ne recouvrent d'un baume! pas une infirmité qu'ils n'allègent! pas une misère qu'ils n'adoucissent !

Et pourtant, monsieur le Ministre, c'est à ces hommes aussi obscurs que bienfaisans, que votre loi défend de prendre la qualité de Médecin ou de Chirurgien, sous peine d'un emprisonnement de six mois à deux ans, et de deux ans à cinq, en cas de récidive. Votre Excellence est un Monthyon à rebours. Ah! Cuvier ne l'eut pas faite votre loi! Et M. Cousin eut dédaigné d'y mettre son nom.

Pour moi, qui ne suis à Cuvier et à M. Cousin que ce qu'est l'arbuste de la vallée au cèdre du Liban, je demeure volontiers d'accord avec vous, qui ne me semblez pas si haut, que ces Médecins du second ordre n'étant, faute d'argent. que fort peu bacheliers pour la plupart, aussi peu que Thomas Dagoumer, Ambroise Paré, et même Hippocrate, n'ont dès-lors aucun titre sérieux aux égards de Votre Excellence. C'est même équité, entre nous, qu'ils soient châtiés à cause de leur pauvreté, et que le fameux *dignus intrare in docto medico corpore* leur soit nettement et péremptoirement refusé. Je suis tout-à-fait de l'avis de Votre Excellence, et je regarde comme une indignité, punissable de cinq ans de prison, au moins, que ces hommes qui exercent légalement la Médecine et la Chirurgie, osent prendre, sous l'approbation de l'Académie française, la qualité de Médecin ou de Chirurgien. Eux des Médecins! Eux des Chirurgiens! Eux, qui n'ont ni morgue, ni fatuité, ni vénalité, ni diplôme de bachelier! Eux, qui ne salissent ni les murs de la capitale, ni la quatrième page des journaux, de réclames impudentes et d'annonces obscènes! Eux, qui sont modestes, pauvres, désintéressés et compatissans! Eux, qui, dans nos campagnes, font la médecine, comme la faisait Hippocrate, comme Thalès, Pythagore et Platon faisaient de la philosophie, c'est-à-dire à pied, un bâton à la main! Eux des Médecins! Eux des Chirurgiens! Eux, qui se sont instruits à la parole des Chomel, des Broussais, des Andral, des Bouillaud, des Rostan, des Piorry, des Lisfranc, des Velpeau, des Roux, et de tant d'autres chefs illustres de la science! En vérité, j'aimerais autant m'entendre conter qu'un chrétien est un homme qui vit selon la loi de l'Evangile, et se nourrit de la parole du Christ! Eux des Médecins! Eux des Chirurgiens! Fi donc! De par Monsieur le Grand-Maître, haro sur eux!

En résumé, considérée sous le rapport des besoins médicaux de l'indigent, votre institution est superflue, puisque la bienfaisance médicale vient au secours de tous les indigens malades; elle est inutile encore, parce qu'avant d'instituer des Docteurs cantonaux ou communaux, il faudrait créer des bureaux de secours dans chaque commune, des Pharmacies de charité, etc., etc. Elle est mauvaise parce qu'elle priverait l'indigent malade du plus grand de tous les biens pour ceux qui souffrent: le Médecin de la confiance.

Un titre officiel et un traitement modique suffisent, dites-vous, pour déterminer bien des vocations.

Je suis de votre sentiment, monsieur le Ministre. Mais, enfin, quel sera le chiffre de ce traitement modique?

Et d'abord, votre Docteur-officiel ne sera-t-il que le Médecin de la santé publique, de l'administration et des pauvres? Permettrez-vous que ce Docteur officiel se prévale de son titre et des émolumens de sa place pour se former une clientelle aux dépens de ses confrères? Non, sans doute. Car, outre le préjudice intolérable qu'une telle latitude causerait aux intérêts vitaux des autres Médecins, il se pourrait qu'il en résultât encore cet autre mauvais effet, que la clientelle libre et rémunératrice du Docteur officiel fût préférée par lui à sa clientelle indigente et main-mortable. Cet abus deviendrait même d'autant plus facile et coutumier que les réclamations de l'indigent sont d'ordinaire mal accueillies, que le Docteur officiel trouverait une protection puissante contre les griefs de sa glèbe médicale, et que la surveillance est ici tout à fait impossible. A l'indigent souffrant qui se croira négligé, le Docteur officiel dira: Mais vous n'êtes pas malade? Il y a, dans une des plus riches manufactures de l'Europe, un Docteur attitré qui ne fait guère d'autre réponse que celle-là aux ouvriers qui l'appellent auprès d'eux, et bien qu'il soit largement payé pour les soigner. D'un autre côté, si la clientelle opulente n'était pas interdite au Docteur officiel, la santé publique serait privée de cette sécurité que vous lui promettez, l'administration ne jouirait pas de ce concours assuré que vous lui annoncez. Donc vous interdirez la clientèle libre et rémunératrice à vos Docteurs officiels.

Et, maintenant, quel traitement leur donnerez-vous?

Cherchons.

Surtout, que Votre Excellence ne se récrie pas contre mon arithmétique, car les supputations que je vais faire, je ne les ferai que d'après Hippocrate, Celse, et toujours en vue de la considération et de la dignité de messieurs les Docteurs officiels.

Tout Docteur officiel sera sobre, du moins c'est probable; il fera deux repas par jour, l'un avant midi, l'autre après, vers le soir. Il est présumable qu'un déjeûner à 75 centimes, et un dîner d'autant suffiront à lui conserver le teint frais, chose importante plus qu'on ne croit. « Car, dit Hippocrate dans son *De Medico*, le vulgaire s'imagine qu'un Médecin » qui n'a pas ainsi une bonne apparence ne doit pas bien soigner les autres. » Or, deux repas à 75 centimes, cela fait, par jour, 1 fr. 50 cent.

Et, par an, si l'année n'est pas bissextile . . . . 547 fr. 50 cent.

Tout Docteur officiel doit être vêtu, sinon magnifiquement, *pompously*, du moins proprement et décemment. « Il faut, » dit Hippocrate dans son *De Medico*, que le Médecin soit propre sur sa personne, qu'il ait un vêtement décent, et des » parfums suaves dont l'odeur ne soit désagréable pour personne; car cela plaît beaucoup aux malades. » Le Docteur officiel mettra donc un habit; il en usera bien deux par an, et, sauf votre respect, autant de culottes, de gilets, de bottes, de cravattes et de chapeaux; et tout cela fera bien quatre cents francs, soit . . . . 400 fr.

Tout Docteur officiel devra, autant pour conserver son propre savoir que pour participer à celui des autres, ou leur communiquer le sien, et suivre, avec tous ses confrères, les progrès de la science, s'abonner à des revues scientifiques, à des journaux de médecine, et acheter quelques bonnes monographies de médecine légale, de médecine administrative, d'hygiène publique, etc., etc. Revues, journaux, monographies, total. . . . . 200 fr.

Un Docteur officiel ne couchera pas à la belle étoile; c'est malsain et désagréable; il lui faudra donc, comme à l'instituteur, comme au curé de sa paroisse, un toit, un logement sortable. « Il faut, dit Hippocrate, dans son *De Medico*, que » le Médecin choisisse pour son habitation un lieu convenable. » Or, un logement sortable, dans un lieu convenable, coûtera bien, à la campagne, cent francs de loyer, soit . . . . 100 fr.

Tout Docteur officiel fera aussi la chirurgie. Or, un chirurgien doit avoir les doigts dispos et doués d'une tangibilité exquise. « Il faut, dit Celse dans son *De Medecinâ*, que le Chirurgien soit jeune ou voisin de l'adolescence; il doit avoir » la main exercée, ferme, jamais tremblante, et se servir aussi facilement de la gauche que de la droite. » *Esse autem chirurgus debet adolescens, aut certe adolescentiæ propior; manu strenua, stabili*, etc., etc. Tout Docteur officiel devra donc, pour ne pas compromettre les vertus chirurgicales de ses dix doigts, s'abstenir de toute action manuelle et servile ; par conséquent il ne sera ni son cuisinier, ni son groom, ni son camérier. Il aura donc besoin d'un serviteur. D'ailleurs, qui tiendrait la porte ouverte et répondrait aux gens durant l'absence de M. le Docteur officiel. Or un serviteur, supposons-le petit et très-frugal, ne peut gagner moins de 50 centimes par jour, soit par an. . . . 187 fr. 50 cent.

Et bien qu'il ne faille, dit-on, manger que pour vivre, et non pas vivre pour manger, ce serviteur ne peut, fut-il Tom Pouce, et frugal comme un anachorète, manger pour moins de 50 cent. par jour, soit par an . 187 fr. 50 cent.

Vous ne souffririez point, monsieur le Ministre, qu'un Docteur officiel n'allât qu'à pied. Un Docteur officiel à pied? Fi donc! Passe pour les autres. Mais un Docteur officiel doit aller à cheval. C'est mieux. Est-ce que les gendarmes ne vont pas à cheval? Or, un Docteur officiel, ce semble..... D'ailleurs, comment s'y prendrait-il pour parcourir à pied, en un jour, tant de communes et tant de lieues carrées que nous verrons plus loin? Ses devoirs en souffriraient. Puis la fatigue le mettrait de mauvaise humeur ; elle donnerait de l'âpreté à son esprit, de la brusquerie à sa parole, de la rudesse à ses manières : qualités vicieuses en chacun, et plus vicieuses encore chez un Docteur officiel, à qui, parfois, il sera si utile d'avoir l'esprit délié, la parole onctueuse, et, par-dessus tout, les manières.... libérales. « Car, dit Hippocrate dans son » *De Medico*, le Médecin doit joindre de belles manières à des mœurs douces, et s'il se montre tel, il passera aux yeux » de tous pour un homme respectable, pour un philantrope et pour un observateur des convenances. » Le Docteur officiel ira donc à cheval, et sa philantropie n'en sera que plus vite arrivée. Or, un cheval, supposons-le petit aussi, de la taille d'un gros mulet du Cantal, par exemple ; un cheval tire bien l'un dans l'autre et par an, de son ratelier, cinq cents de foin et un mille de paille.

Or, cinq cents de foin à 30 fr., prix moyen, cela fait . . . . 150 fr.

Un mille de paille à 20 fr., prix moyen, cela fait . . . . 200 fr.

Un cheval de Docteur officiel mangera l'avoine comme un autre ; et puis c'est corroboratif; il en mangera bien en 365 jours, 25 hectolitres ; or, à six francs l'hectolitre, prix moyen, cela fait. . . . . 150 fr.

Récapitulons, monsieur le Ministre.

Nourriture, habillemens, bibliothèque et logement de M. le Docteur officiel. . . . . . 1,247 fr. 50 c.

Serviteur et cheval de M. le Docteur officiel . . . . 875 »»

Total . . . . 2,122 fr. 50 c.

Le traitement de chaque Docteur officiel sera donc de 2,122 fr. 50 c. Remarquez que j'ai omis dans nos supputations le linge de corps, les meubles, le prix du cheval et des harnais, etc.

De combien de ces Docteurs officiels affligerez-vous les indigens, et la bourse des contribuables? Voyons.

La France a environ 40,000 communes, et, à peu près, 28,000 lieues carrées de superficie. Elle a encore, si je ne me trompe, 360 arrondissemens administratifs, et 2,796 cantons.

Parmi ces cantons, il en est quelques-uns, ceux de Vaucluse, par exemple, qui n'ont que 8 ou 9 communes; d'autres en ont un nombre plus considérable ; en moyenne, chaque canton du Jura est formé de 25 communes ; chaque canton du Calvados, de 24 communes ; chaque canton de la Meuse, de 51 communes ; le célèbre canton de Craonne, dans l'Aisne, est formé de 42 communes. Les cantons qui ont le moins d'étendue, n'ont que 8 à 9 lieues carrées de superficie ; mais les cantons de l'Aube en ont 17; ceux des Landes, 18. Bref, chaque canton comprend, terme moyen, environ 15 communes et 10 lieues carrées.

Il est impossible qu'un seul Médecin remplisse toutes les fonctions de médecine hygiénique, administrative et judiciaire de tout un canton, et que, de plus, il parcoure dix lieues carrées de plaines ou de montagnes, et visite les indigens malades d'une quinzaine de villages. Deux Médecins suffiront à peine à tant de besogne. Aussi disait-on dans le Congrès, qu'il ne faudrait pas moins de deux Officiels par canton, et pas moins de quelques millions pour le traitement de ces Docteurs. Or, à deux Docteurs officiels par canton, cela fait, monsieur le Ministre, un total de *cinq mille cinq cent quatre-vingt-douze* Docteurs officiels.

Mais, à retrancher 360 de ce premier total, à cause d'un nombre égal de chefs-lieux d'arrondissemens administratifs où il y a et des Hôtels-Dieu, et des conseils de salubrité publique, et autant et plus de Docteurs éclairés que l'administration n'en peut désirer, il reste un total réduit de 5,252 Docteurs officiels.

J'aurai voulu retrancher encore de ce dernier total, afin d'être plus positif, un chiffre égal à celui des Hôtels des cantons dont le chef-lieu n'est pas celui d'un arrondissement administratif. Mais le travail statistique que M. Duchâtel regrettait de n'avoir pas, quand il faisait son ouvrage sur la Charité, nous n'avons pu nous le procurer non plus tel qu'il nous l'aurait fallu. La deuxième édition de l'*Essai statistique* que M. le baron Ad. de Watteville vient de publier, et que nous avons en ce moment sous les yeux, porte à 1,558 le nombre d'une catégorie d'établissemens de bienfaisance, mais en comprenant indistinctement, sous ce titre et ce chiffre, les Hospices et les Hôtels-Dieu. De sorte que ne pouvant retrancher qu'un chiffre arbitraire, et considérant, d'un autre côté, que ce n'est pas seulement pour les pauvres que les Médecins cantonaux ou communaux seraient institués, mais bien aussi pour donner à la santé publique une certaine sécurité, et aux magistrats un concours médical assuré ; que si, dans les cantons pourvus d'Hôtels-Dieu, les besoins de l'indigent malade sont satisfaits, ceux de la santé publique et de l'administration ne le sont pas, nous conservons intégralement le total 5,252.

Or, en réduisant, pour plus de facilité, d'une part, ce chiffre 5,252 à 5,000, et, d'autre part, celui de 2,122 à 2,000, on obtient en multipliant le premier nombre par le second, le chiffre rond de 10,000,000 de francs, lequel représente le minimum de la liste civile de MM. les Docteurs officiels.

Oui, dix millions ! monsieur le Ministre.

Or, dix millions, pour donner à la santé publique une sécurité qu'elle n'a pas demandé, qu'elle ne demande pas, qui ne lui manque pas et ne peut lui manquer ;

Dix millions, pour bouleverser tous les droits et tous les intérêts du corps médical, pour faire siffler de fureur le vieux serpent d'Epidaure, et les vingt-huit mille cinq cent quatorze couleuvres et couleuvraux de nos 28,514 Médecins des deux ordres ;

Dix millions, pour importuner des malades, vexer des familles, et commettre le repos et l'honneur des uns et des autres à la discrétion d'un agent de police médicale ;

C'est trop cher, monsieur le Ministre.

Dix millions, pour donner à l'administration un concours qu'elle n'a pas demandé, qu'elle ne demande pas, qui ne lui manque pas et ne peut lui manquer ;

Dix millions, pour ôter à des intérêts considérables, les garanties d'équité sous lesquels la sollicitude des préfets les a placés, et pour substituer à ces garanties celle d'un homme et d'un bout de parchemin ;

Dix millions, pour les futurs contingens épidémiques, et pour égayer ces immortels Messieurs de la rue de Poitiers, n° 8 ;

Dix millions, pour rouvrir aux dépens des familles de pauvres gens tous ces infâmes marchés de chair et de sang que les préfets ont fermés ;

Dix millions, pour embarrasser l'action de la justice, et empêcher ou retarder l'instruction des crimes ;

C'est trop cher, monsieur le Ministre.

Dix millions, pour donner aux pauvres un Médecin qu'ils n'ont pas demandé, qu'ils ne demandent pas, qui ne leur manque pas et ne peut leur manquer ;

Dix millions, pour donner à des pauvres qui n'ont ni toit, ni pain, ni vêtemens, ni linge, ni médicamens, un Médecin attitré, porteur et distributeur d'eau-bénite de cour ;

Dix millions, pour assujettir la confiance de l'indigent, et constituer inhumainement des glèbes médicales au profit de la mendicité savante et intrigante, et aux dépens de la santé des pauvres ;

C'est trop cher, c'est trop cher, monsieur le Ministre.

LAON. — IMP. A. OYON.

www.ingramcontent.com/pod-product-compliance
Lightning Source LLC
LaVergne TN
LVHW050512160826
845677LV00003B/1089

* 9 7 8 2 3 2 9 6 2 6 7 4 1 *